Brain Training
EXERCISES

Brain Training
EXERCISES

FOR PATIENTS WITH EARLY SIGNS
OF DEMENTIA/ALZHEIMER'S

Vernada Thomas

authorHOUSE®

AuthorHouse™ LLC
1663 Liberty Drive
Bloomington, IN 47403
www.authorhouse.com
Phone: 1-800-839-8640

Published by AuthorHouse   03/12/2014

ISBN: 978-1-4918-5513-3 (sc)
ISBN: 978-1-4918-4676-6 (e)

Library of Congress Control Number: 2014904128

Preface

Alzheimer's disease is a neurodegenerative disorder characterized by declines in cognitive function, psychological effect, and activities of daily living (ADL). However, research suggests that individuals experiencing mild Alzheimer's disease may benefit from coloring and drawing. This color book may help you cope and improve your daily skills.

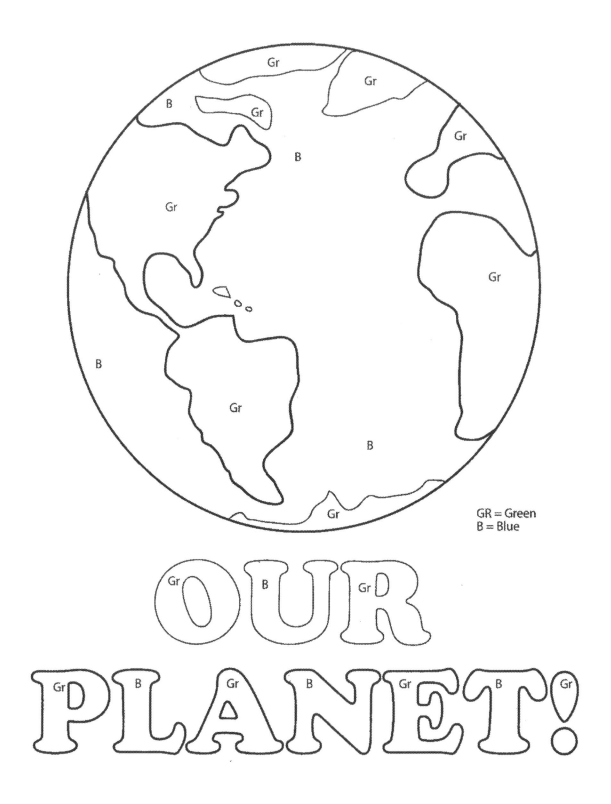

GR = Green
B = Blue

OUR PLANET!

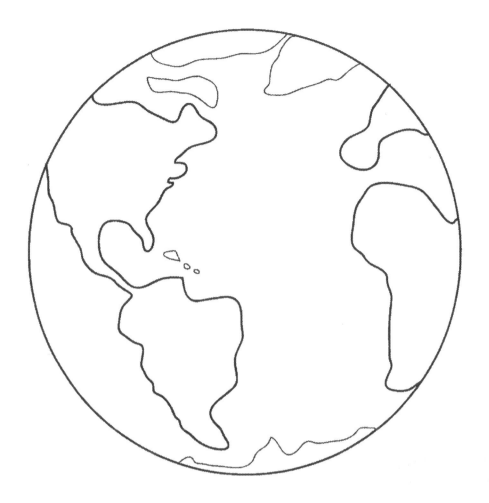

What is the name of our planet?

A.Jupiter

B.Mars

C.Earth

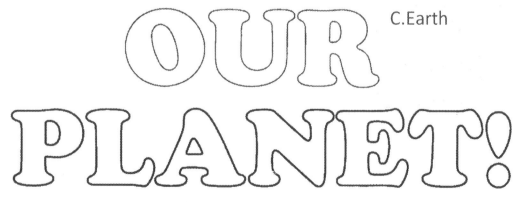

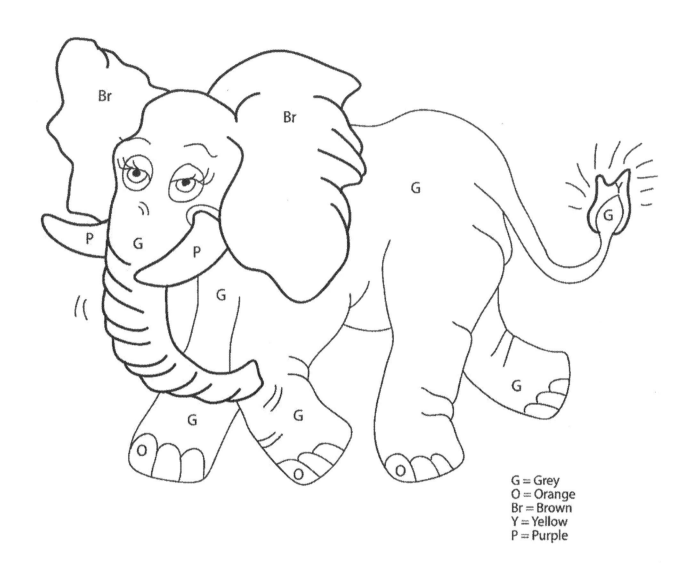

G = Grey
O = Orange
Br = Brown
Y = Yellow
P = Purple

4

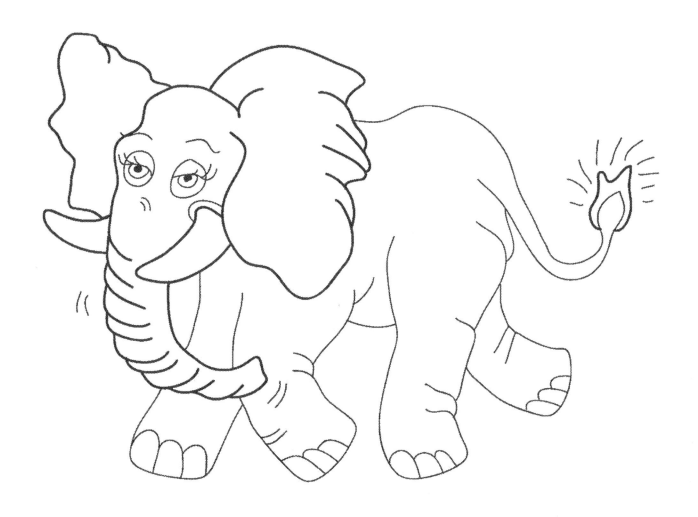

Do you know where elephants live?

A. Africa

B. America

C. India

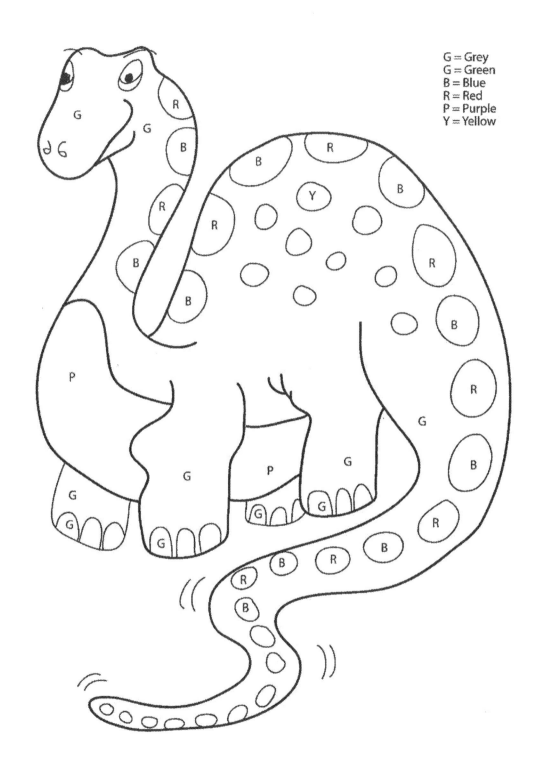

G = Grey
G = Green
B = Blue
R = Red
P = Purple
Y = Yellow

6

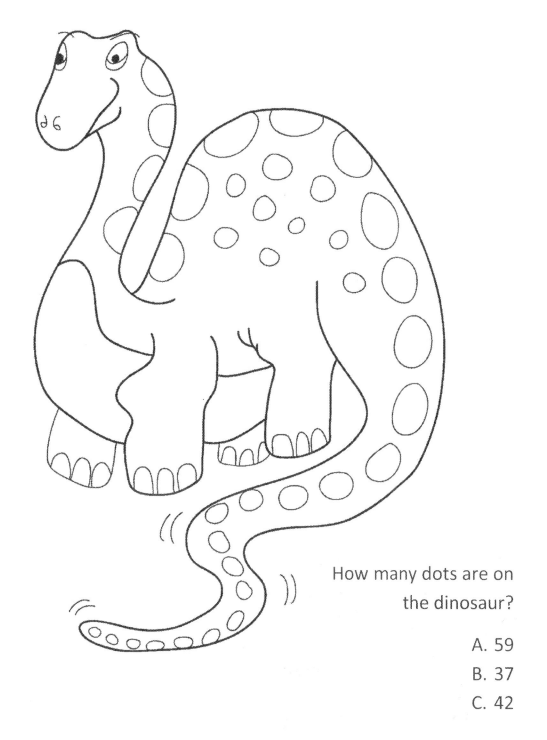

How many dots are on the dinosaur?

A. 59

B. 37

C. 42

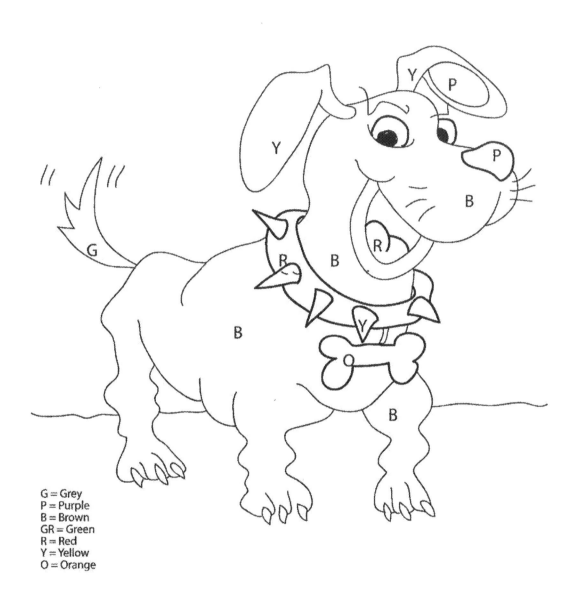

G = Grey
P = Purple
B = Brown
GR = Green
R = Red
Y = Yellow
O = Orange

8

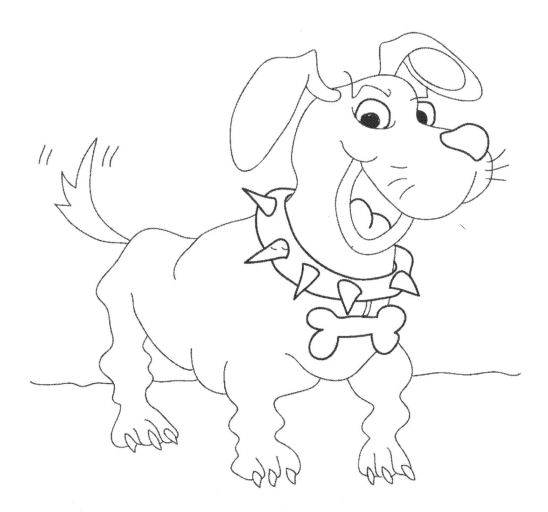

How many spikes are on this dog's collar?

A. 3

B. 5

C. 8

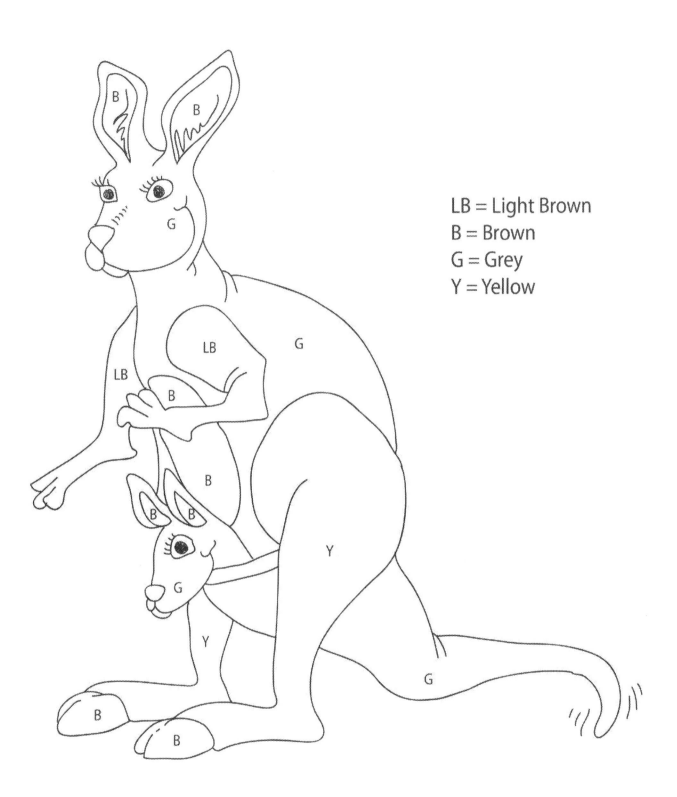

LB = Light Brown
B = Brown
G = Grey
Y = Yellow

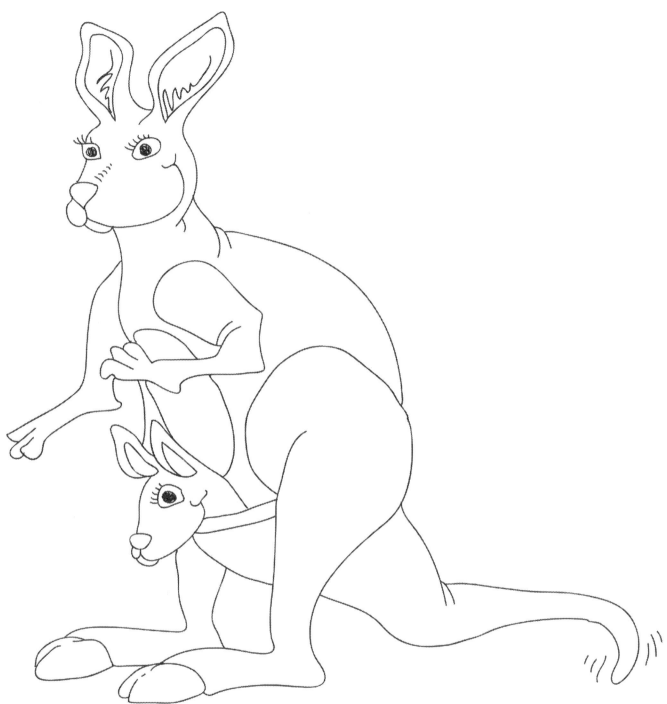

Where do kangaroos carry their kids?

 A: between their feet

B: pouch

C: hands

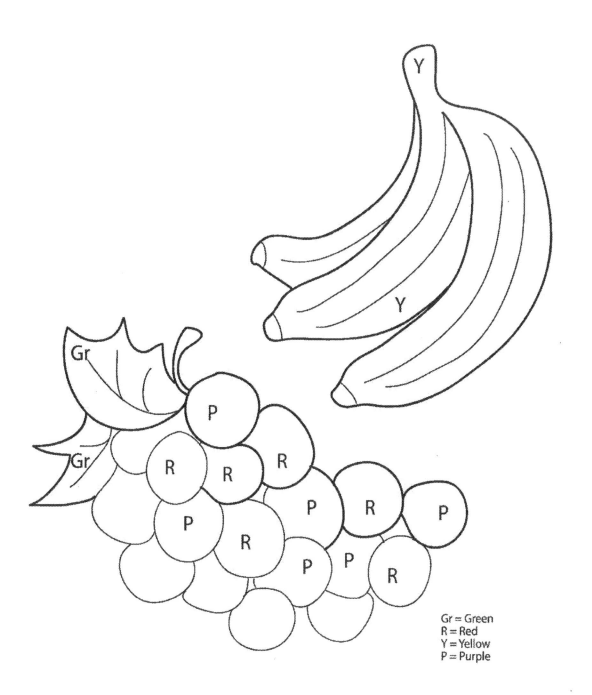

Gr = Green
R = Red
Y = Yellow
P = Purple

12

What color are Bananas?

A. Yellow
B. Red
C. Orange

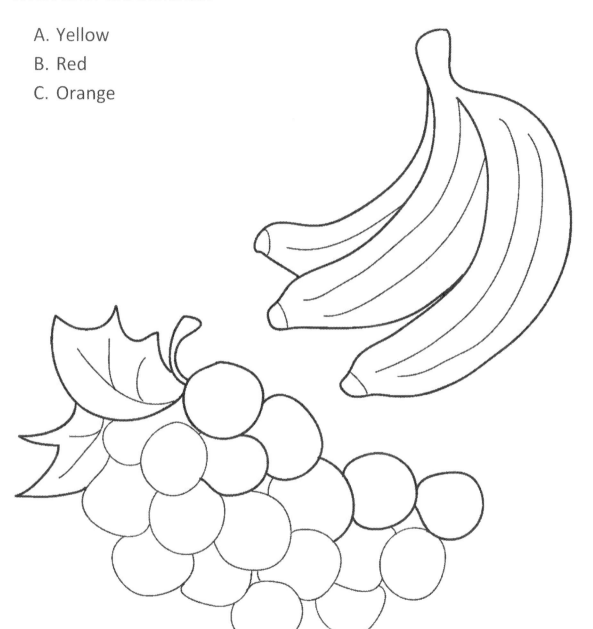

What color are grapes?

A.   Purple
B.   Red
C.   Violet

G = Grey
O = Orange
Br = Brown
R = Red
Y = Yellow
P = Purple
T = Tan

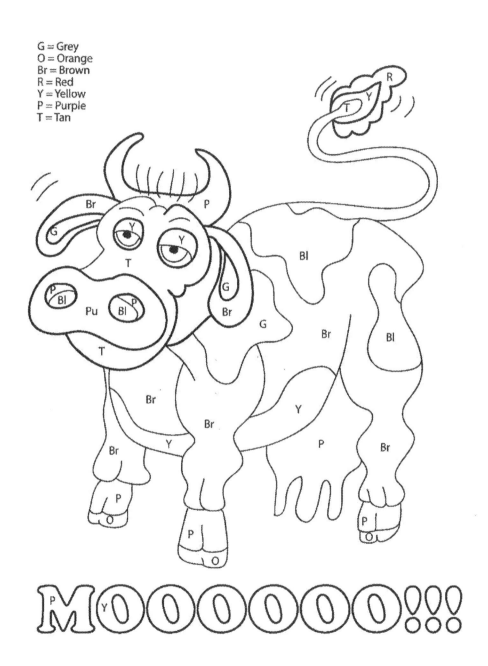

Have you ever milked a cow?

A. Yes

B. No

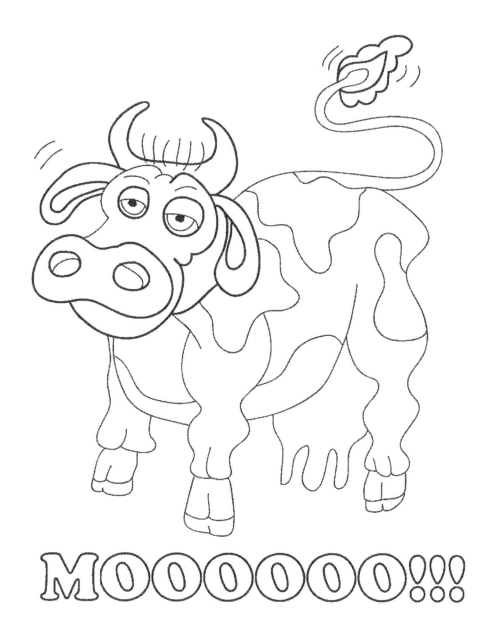

MOOOOOO!!!

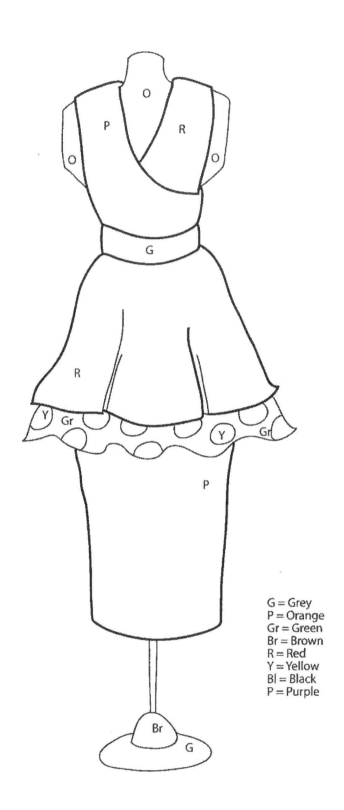

G = Grey
P = Orange
Gr = Green
Br = Brown
R = Red
Y = Yellow
Bl = Black
P = Purple

16

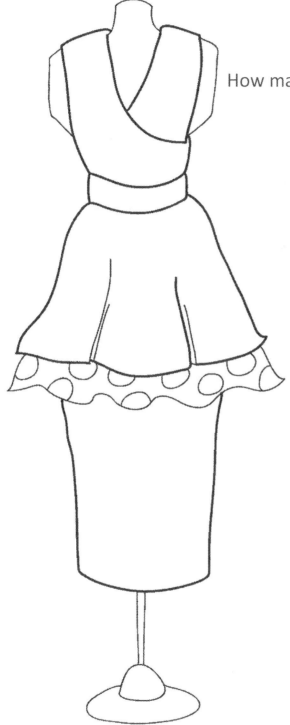

How many polka dots are on this dress?

A.   9
B.   2
C.   10

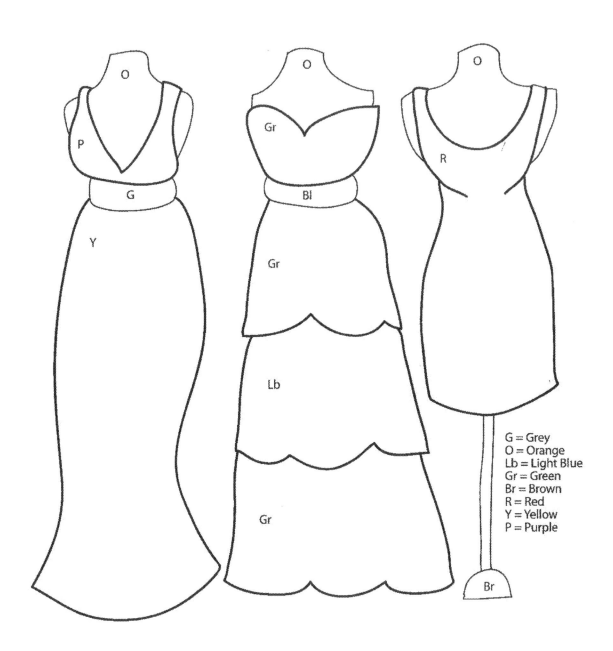

G = Grey
O = Orange
Lb = Light Blue
Gr = Green
Br = Brown
R = Red
Y = Yellow
P = Purple

18

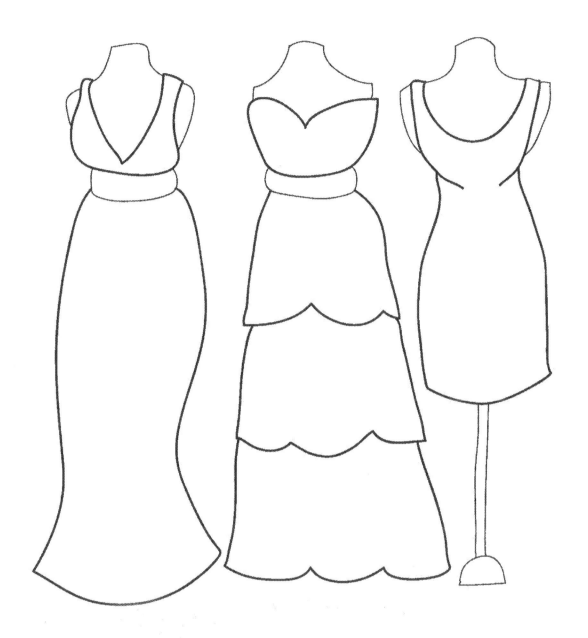

Which dress is strapless?

A. Left

B. Middle

C. Right

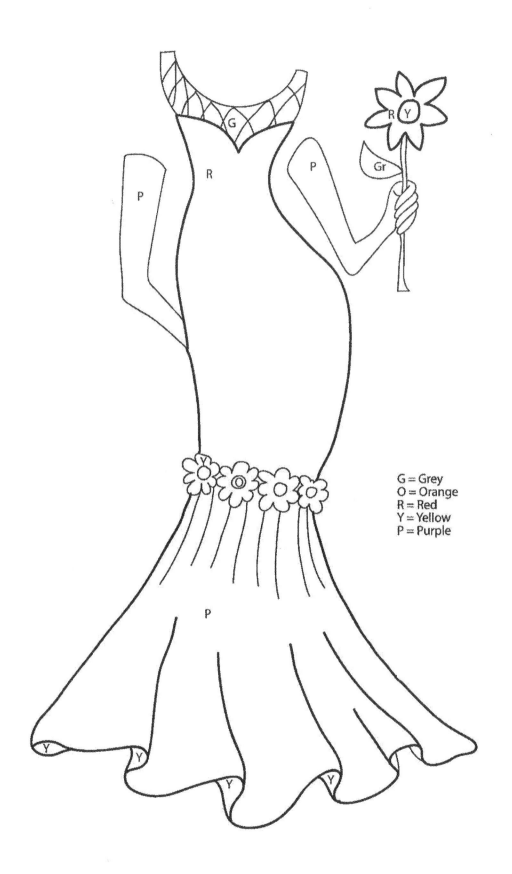

G = Grey
O = Orange
R = Red
Y = Yellow
P = Purple

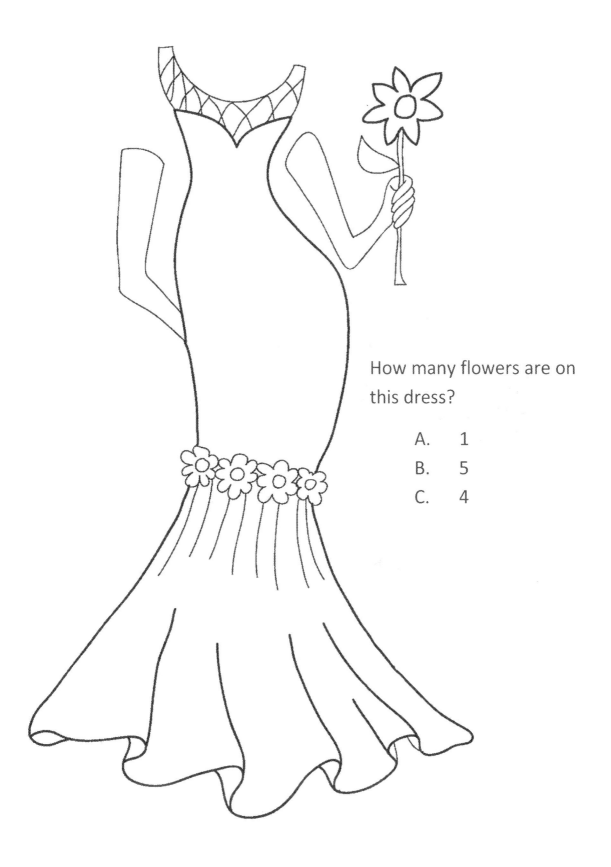

How many flowers are on this dress?

    A.   1
    B.   5
    C.   4

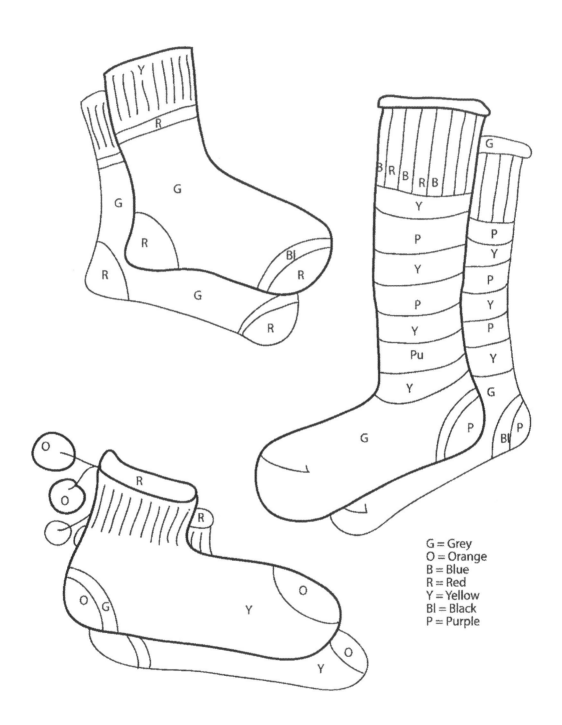

G = Grey
O = Orange
B = Blue
R = Red
Y = Yellow
Bl = Black
P = Purple

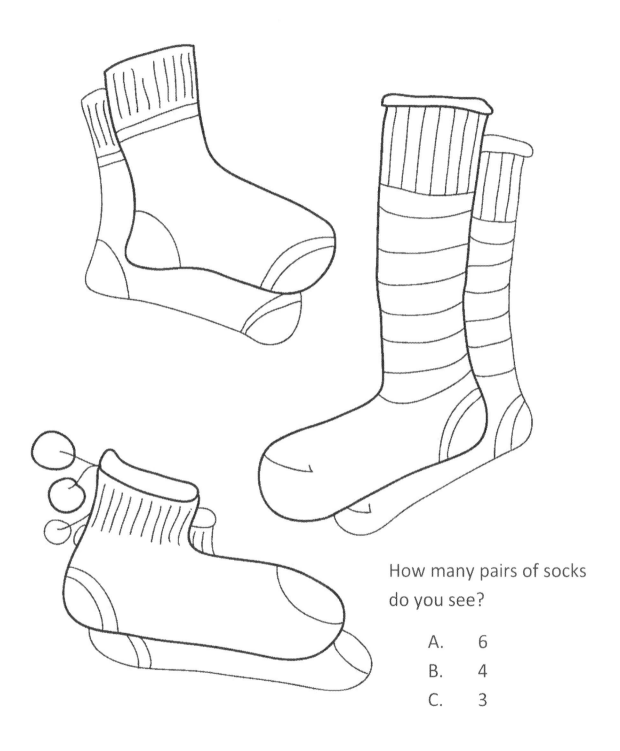

How many pairs of socks
do you see?

A. 6
B. 4
C. 3

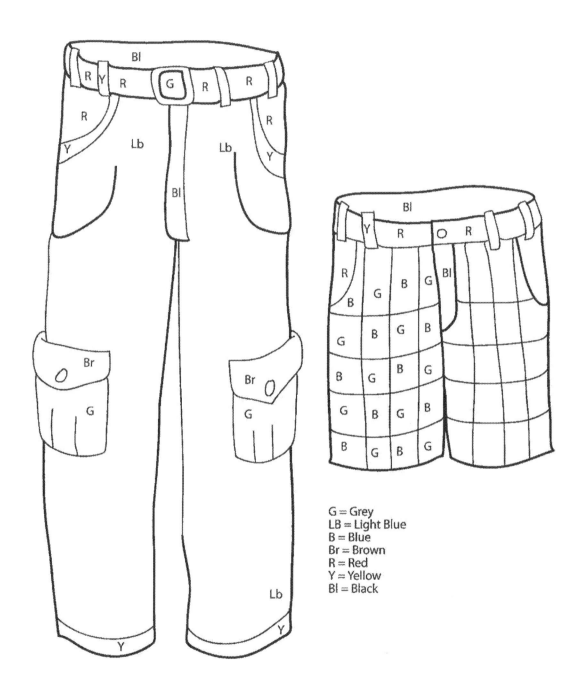

G = Grey
LB = Light Blue
B = Blue
Br = Brown
R = Red
Y = Yellow
Bl = Black

24

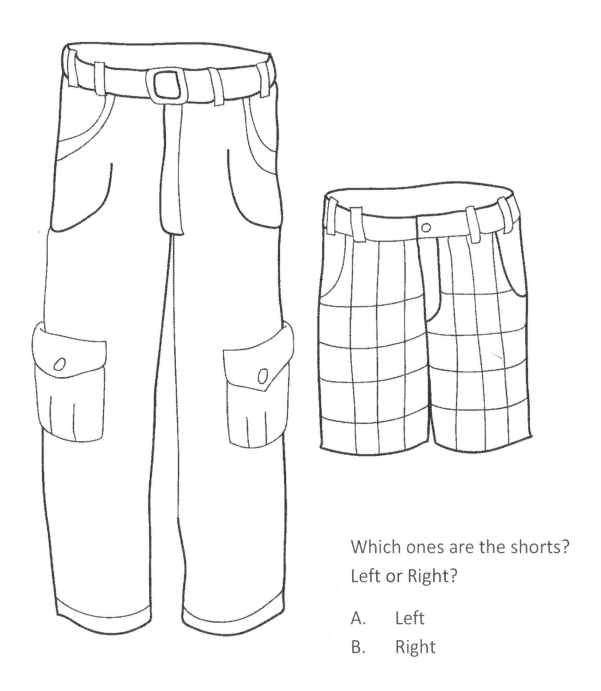

Which ones are the shorts?
Left or Right?

A. Left

B. Right

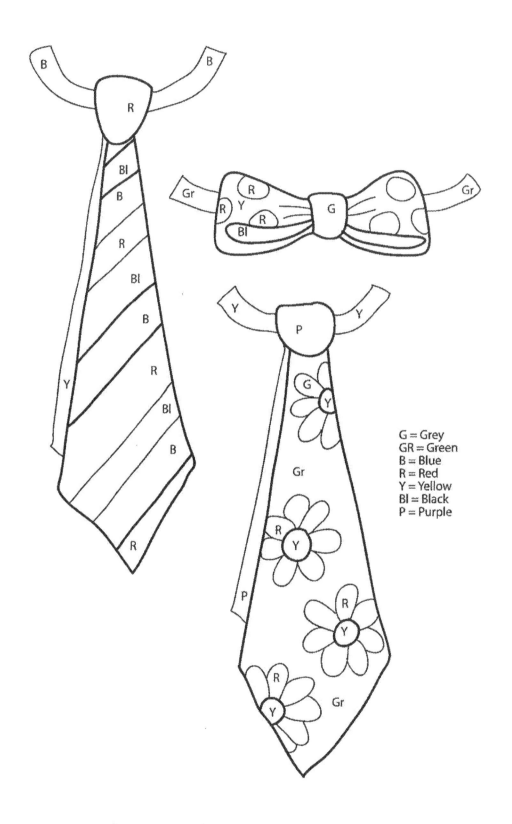

G = Grey
GR = Green
B = Blue
R = Red
Y = Yellow
Bl = Black
P = Purple

Which one is the bow tie?

A. The one with the stripes

B. The one with polka dots

C. The one with flowers

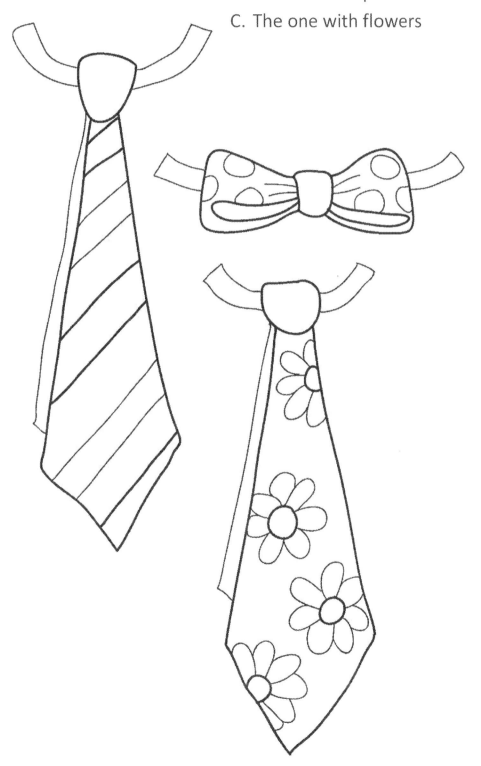

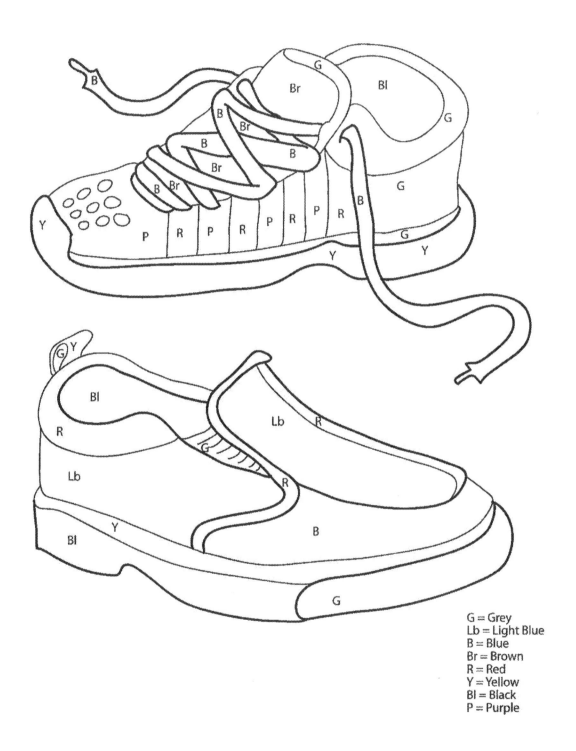

G = Grey
Lb = Light Blue
B = Blue
Br = Brown
R = Red
Y = Yellow
Bl = Black
P = Purple

Which one is the bow tie?

A. The one with the stripes

B. The one with polka dots

C. The one with flowers

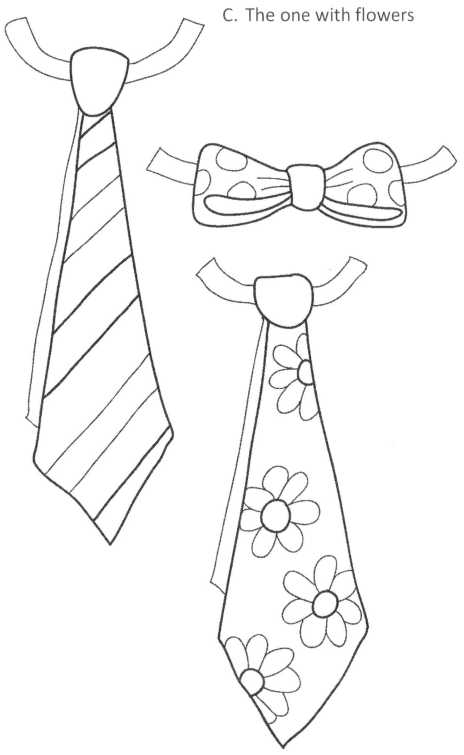

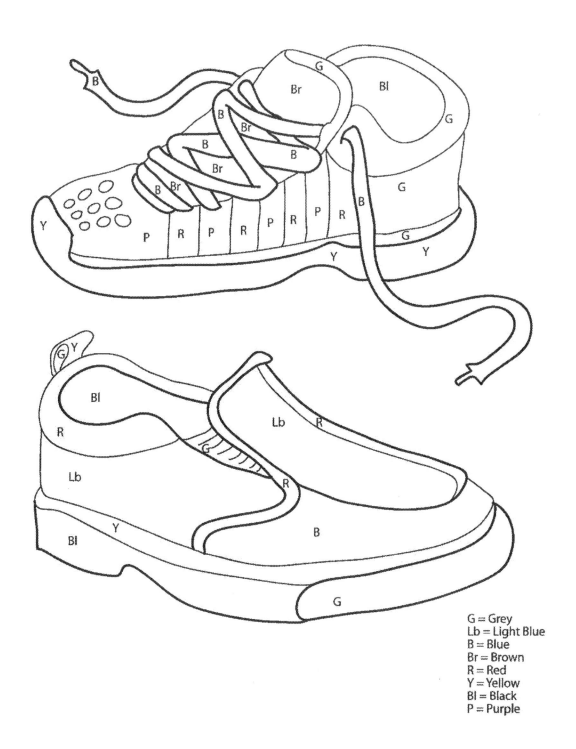

G = Grey
Lb = Light Blue
B = Blue
Br = Brown
R = Red
Y = Yellow
Bl = Black
P = Purple

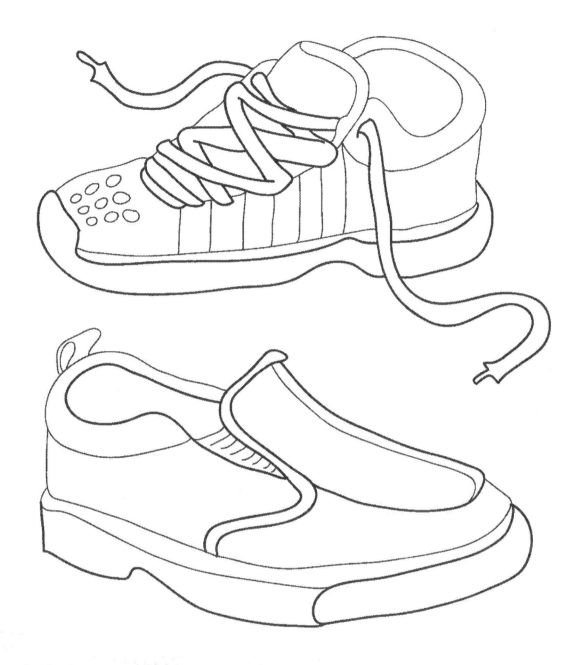

Which shoe is on the top?

   A. Sneaker

   B. Dress shoes

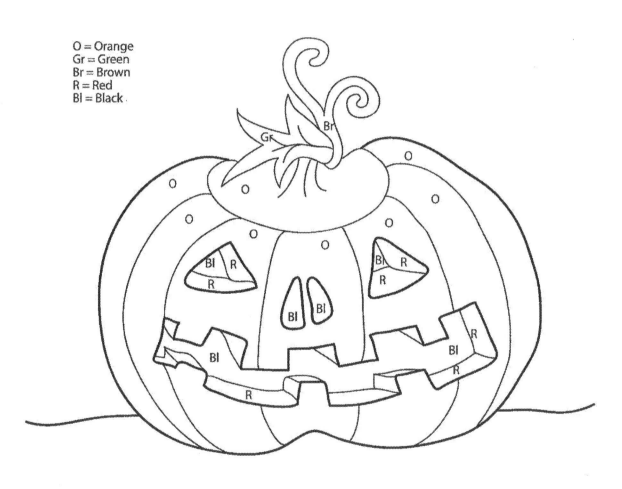

O = Orange
Gr = Green
Br = Brown
R = Red
Bl = Black

HAPPY HALLOWEEN!

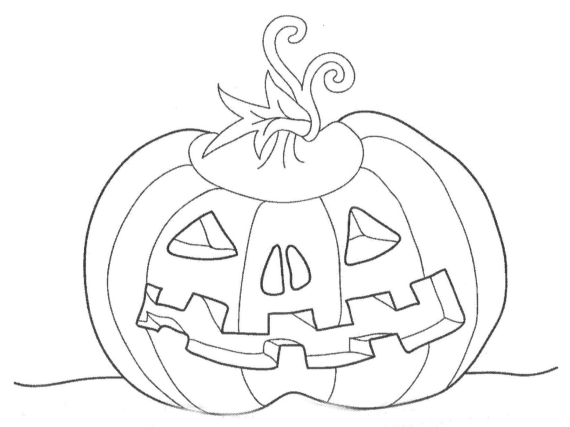

Have you ever carved a pumpkin for Halloween?

    A. Yes
    B. No

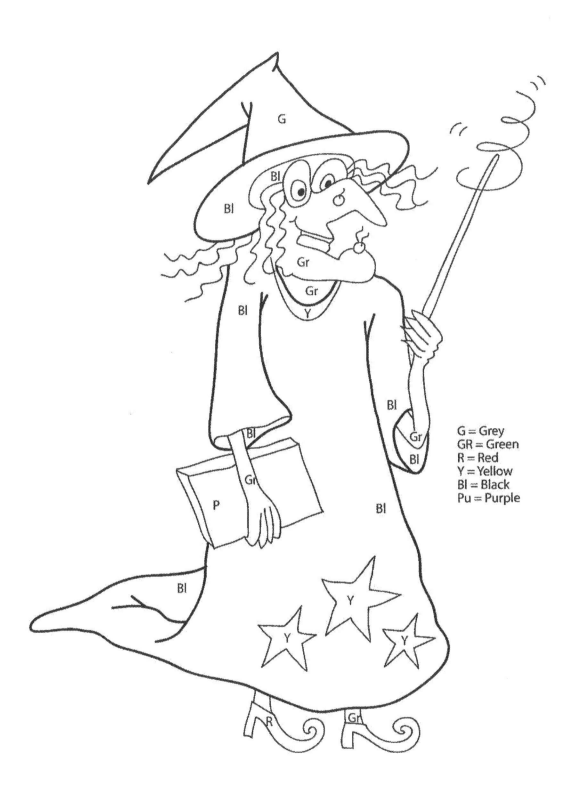

G = Grey
GR = Green
R = Red
Y = Yellow
Bl = Black
Pu = Purple

What is the witch holding in both hands?

    A. Book and stick

    B. Wand and book

    C. Brick and stick

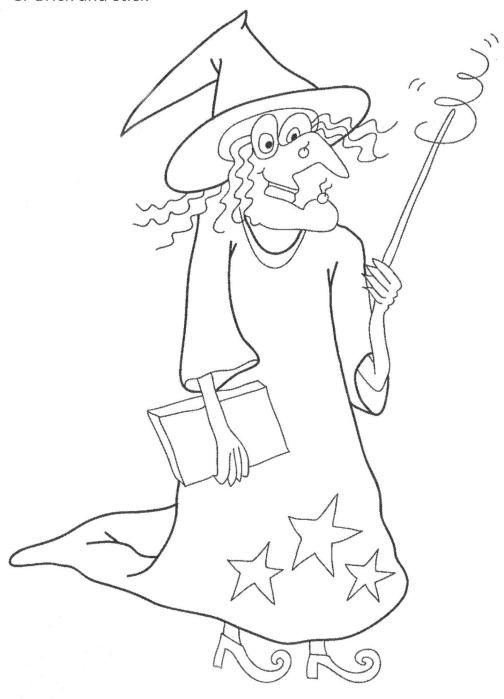

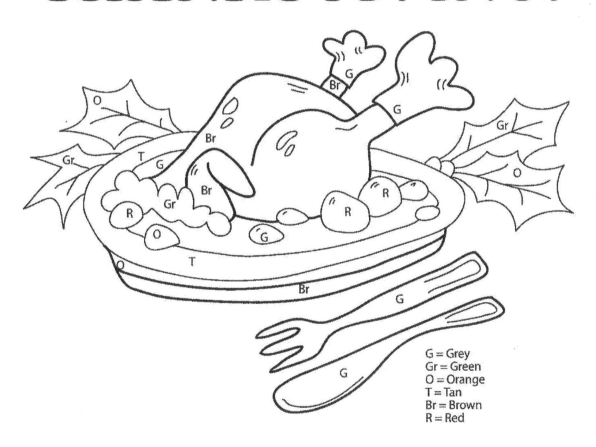

G = Grey
Gr = Green
O = Orange
T = Tan
Br = Brown
R = Red

HAPPY THANKSGIVING!

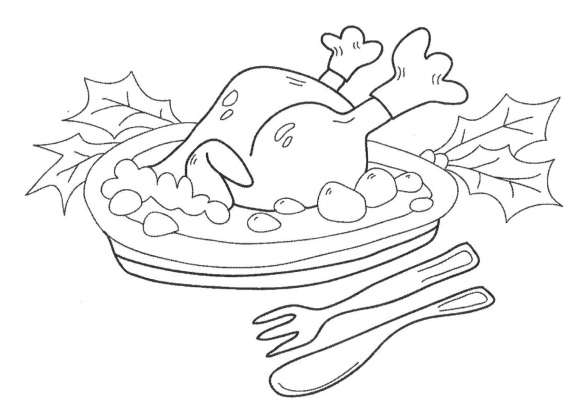

When do we celebrate Thanksgiving?

A. January 1

B. November 24

C. April 1

D. Every 4th Thursday of November

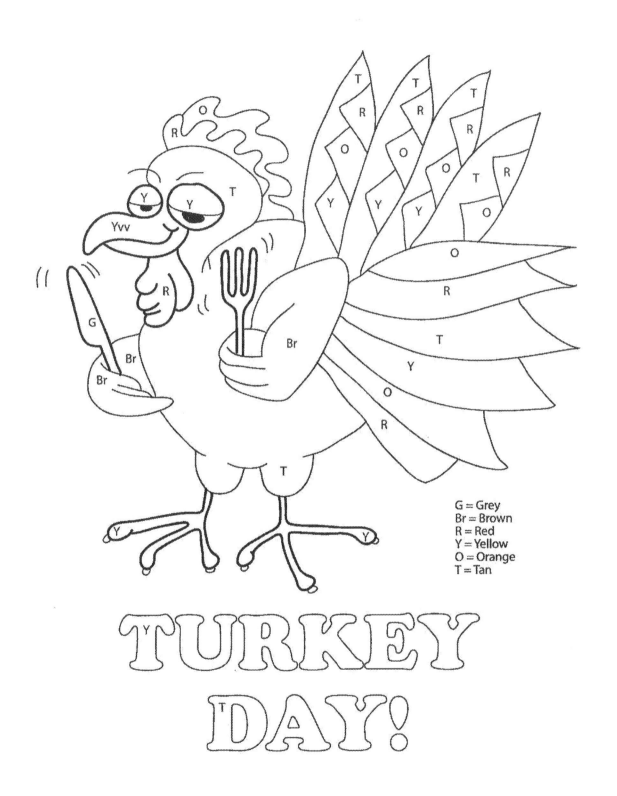

G = Grey
Br = Brown
R = Red
Y = Yellow
O = Orange
T = Tan

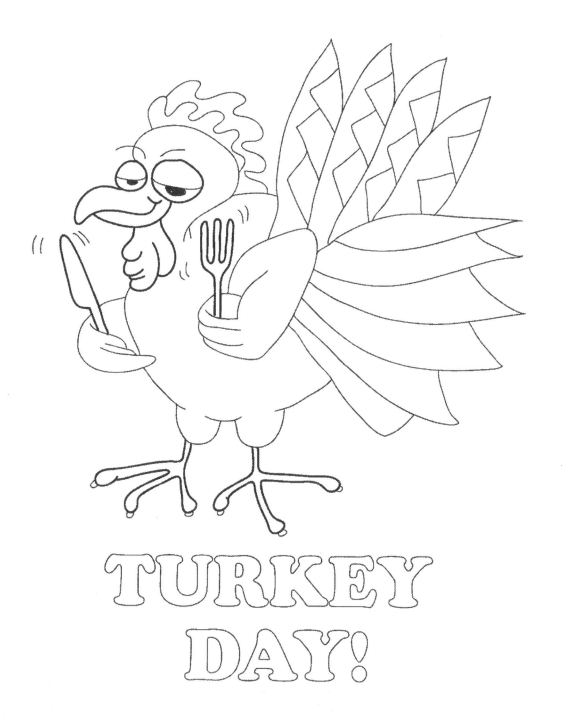

TURKEY DAY!

What is the turkey holding in his hands?

A. Spoon

B. Fork and knife

C. Spoon and fork

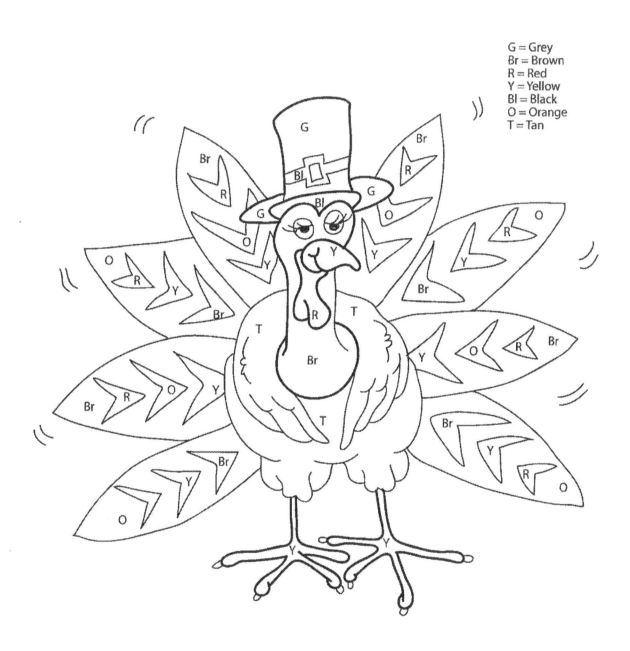

G = Grey
Br = Brown
R = Red
Y = Yellow
Bl = Black
O = Orange
T = Tan

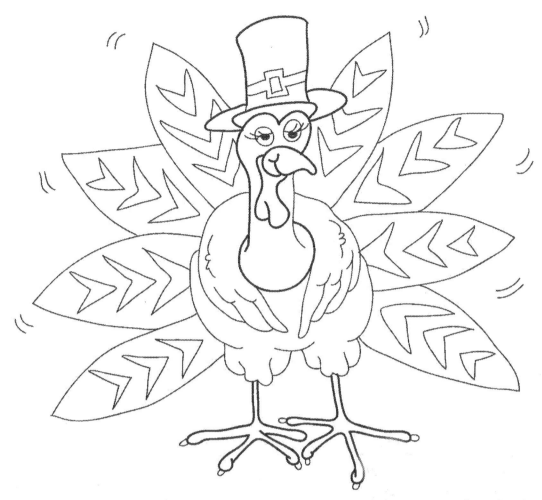

What animal is this?

A. Rooster

B. Chicken

C. Turkey

In what month do we eat this animal?

A. .July

B. November

C. May

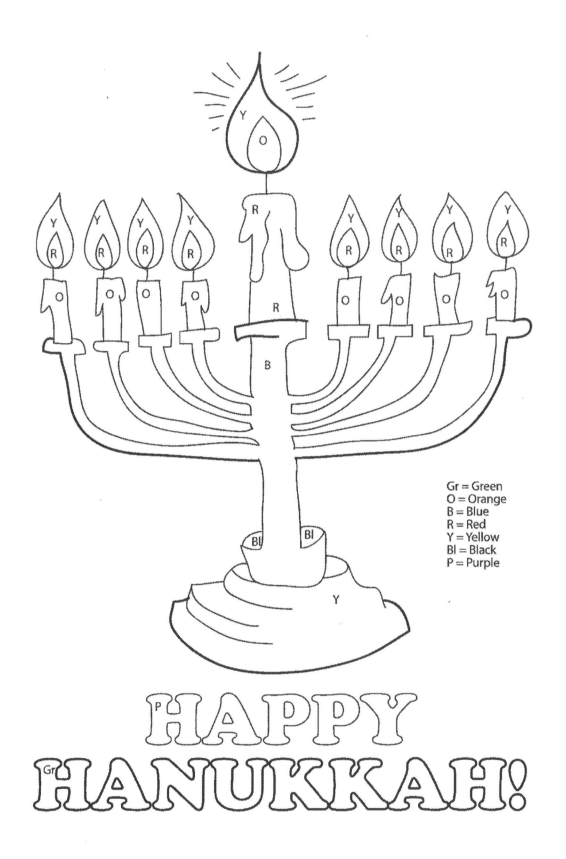

Gr = Green
O = Orange
B = Blue
R = Red
Y = Yellow
Bl = Black
P = Purple

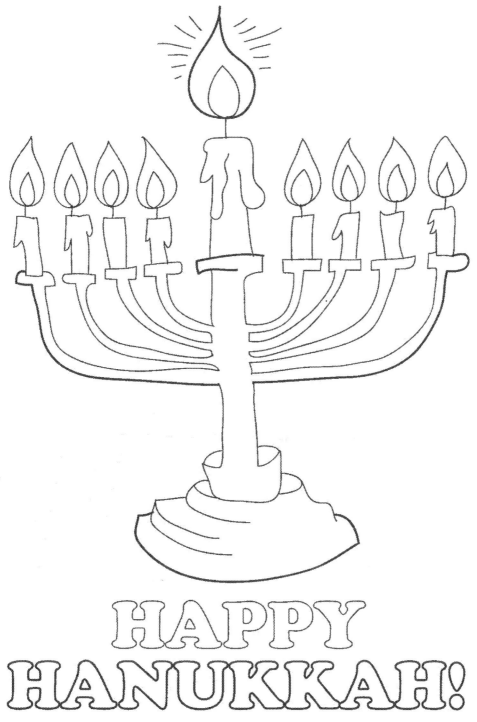

HAPPY HANUKKAH!

True or False, do Jewish people celebrate Hanukkah?

    A. True

    B. False

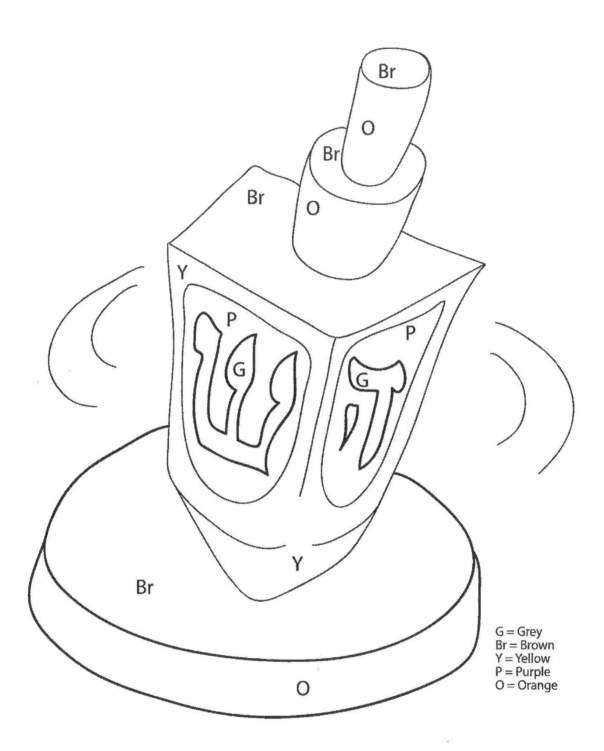

G = Grey
Br = Brown
Y = Yellow
P = Purple
O = Orange

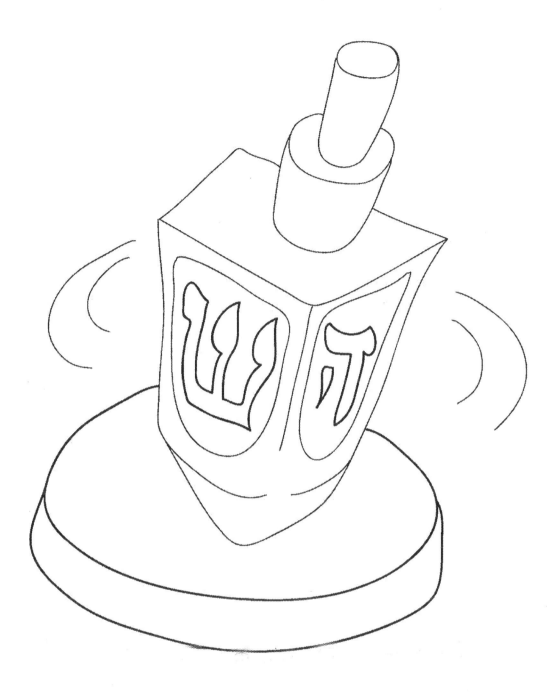

What kind of Jewish toy is this?

    A. Topper

    B. Crane

    C. Top

    D. Dradle

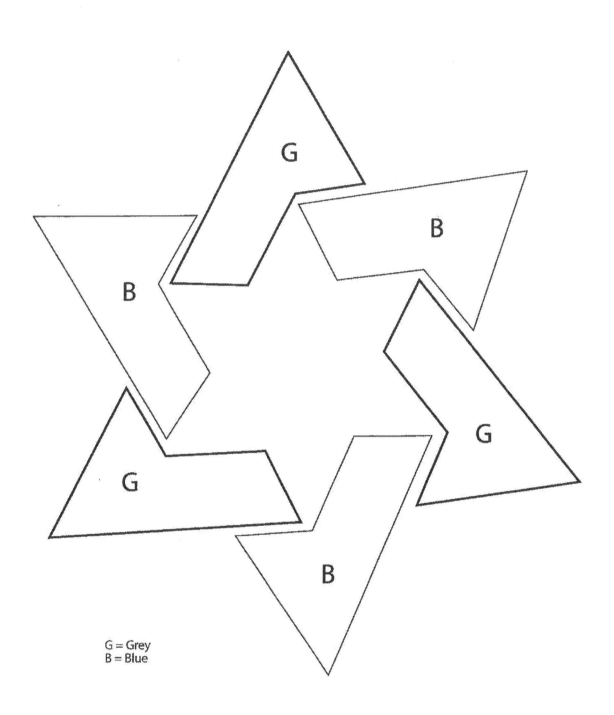

G = Grey
B = Blue

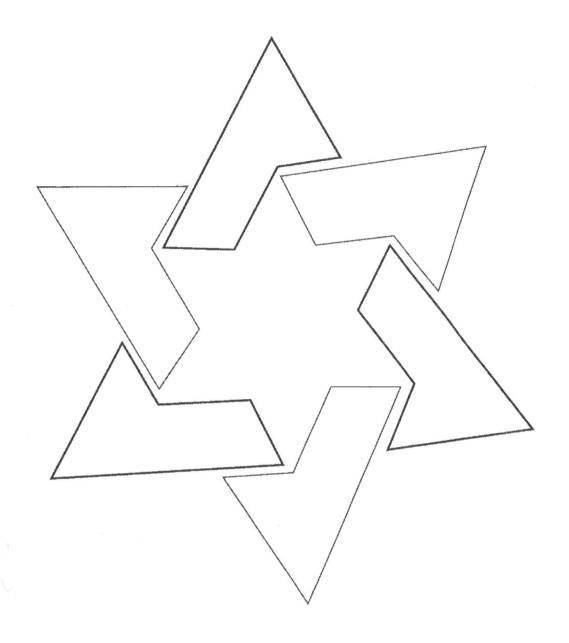

What shape do you see?

A. Star

B. Circle

C. Square

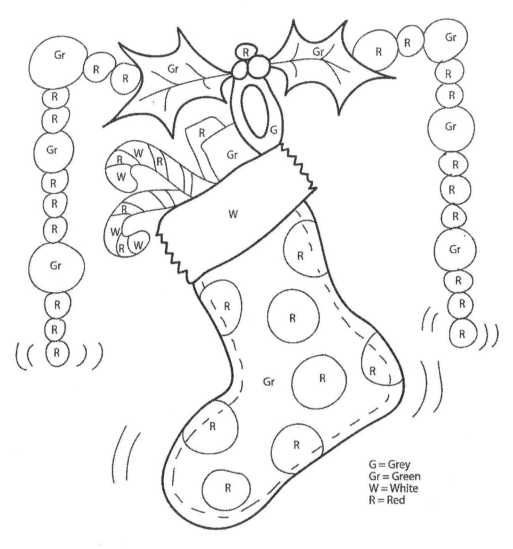

G = Grey
Gr = Green
W = White
R = Red

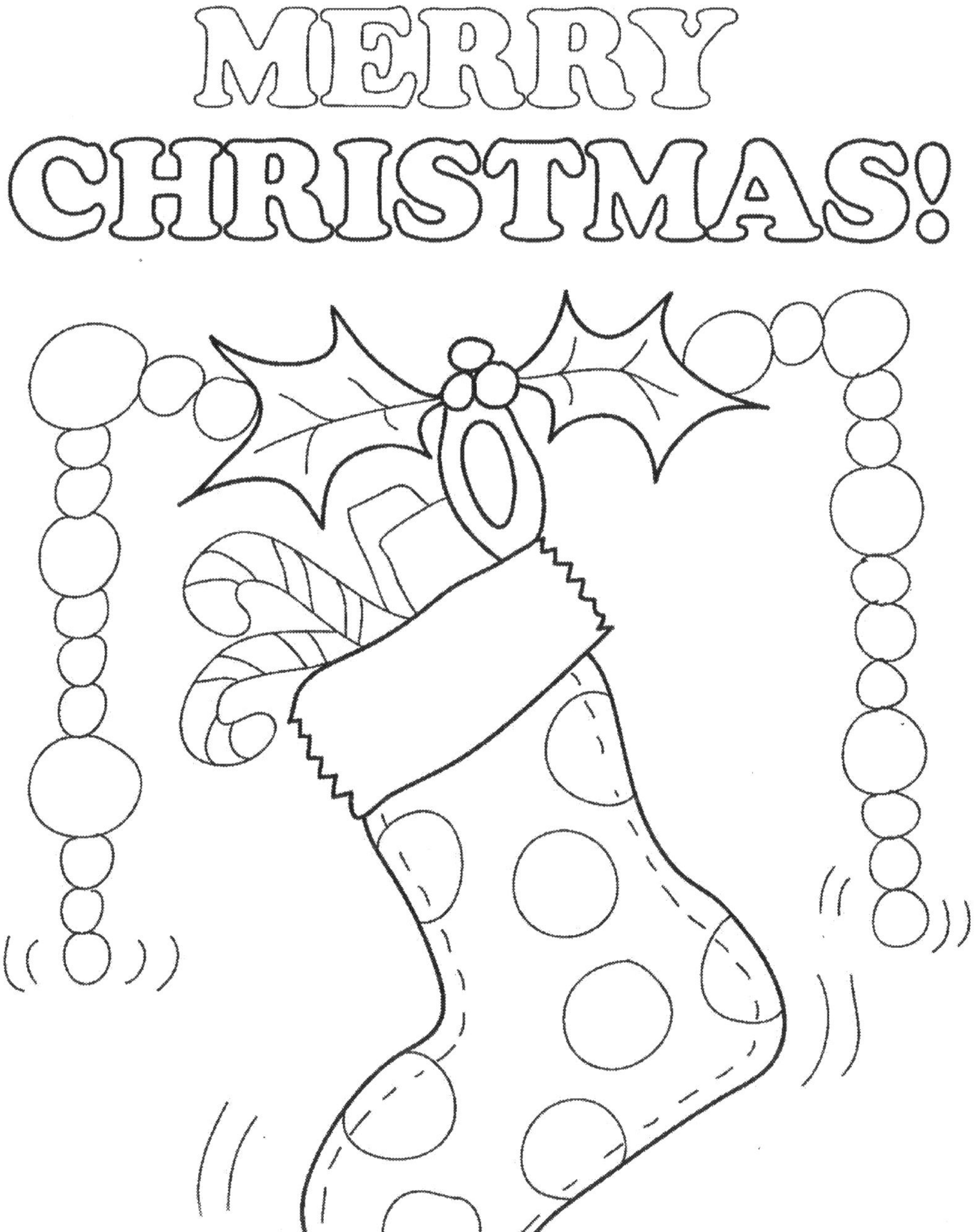

MERRY CHRISTMAS!

When do we celebrate Christmas?

A. December 30

B. December 25

C. December 12

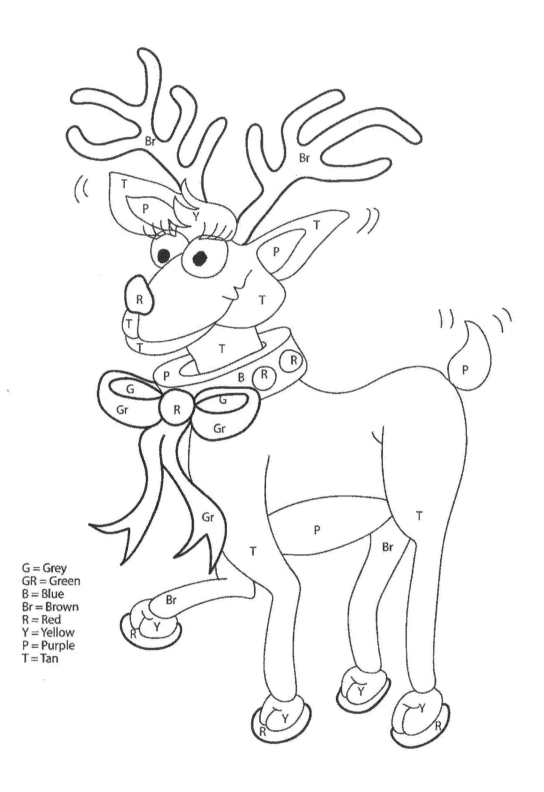

G = Grey
GR = Green
B = Blue
Br = Brown
R = Red
Y = Yellow
P = Purple
T = Tan

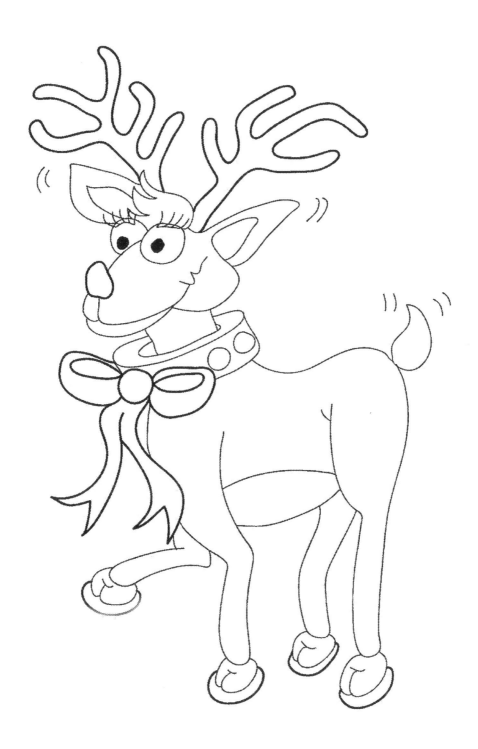

Who rides the Reindeer?

A. Santa Claus

B. Easter Bunny

C. New Years baby

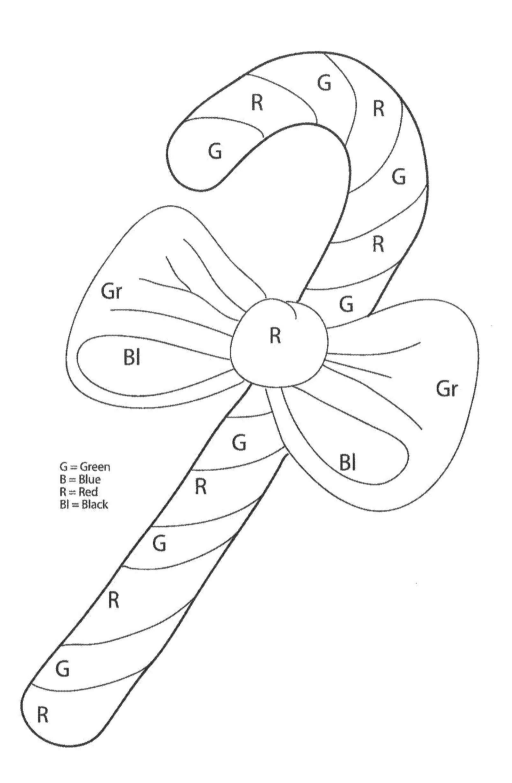

G = Green
B = Blue
R = Red
Bl = Black

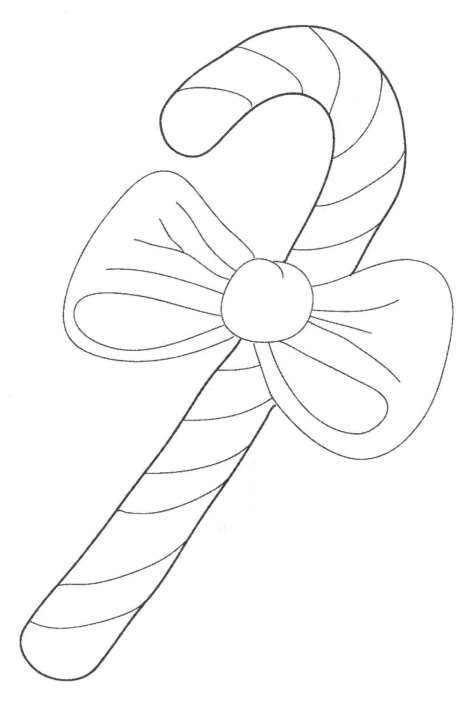

Do you like Candy Canes?

    A. Yes

    B. No

G = Grey
T = Tan
Br = Brown
R = Red
Y = Yellow

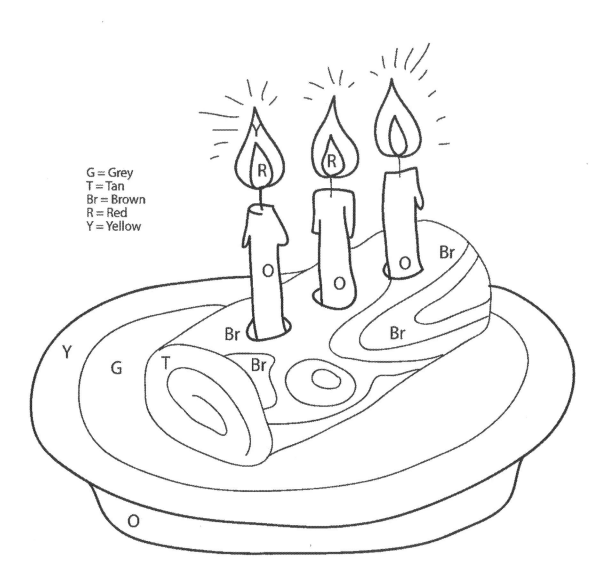

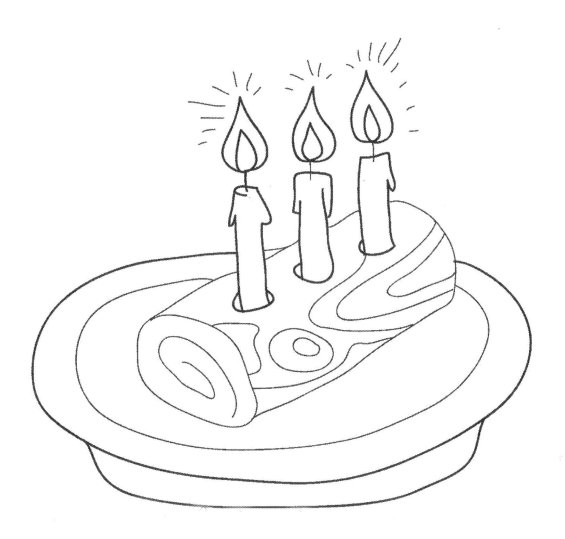

How many candles do you see on this page?

A. 5

B. 3

C. 7

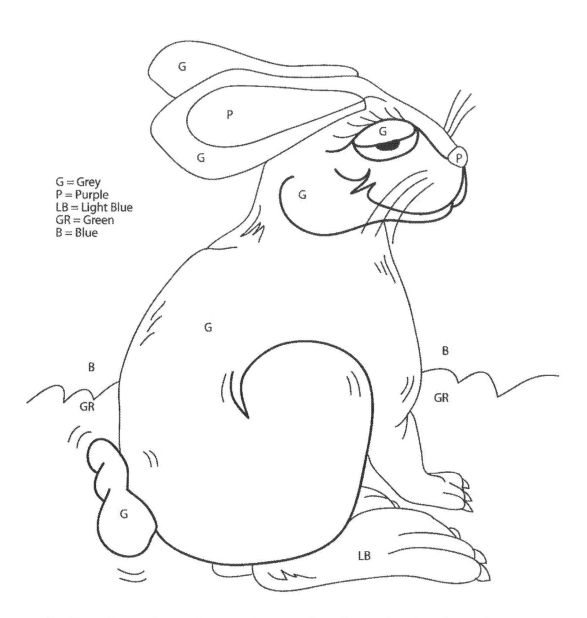

G = Grey
P = Purple
LB = Light Blue
GR = Green
B = Blue

HAPPY EASTER!

What animal symbolizes Easter?

A. Bunny

B. Squirrel

C. Hamster

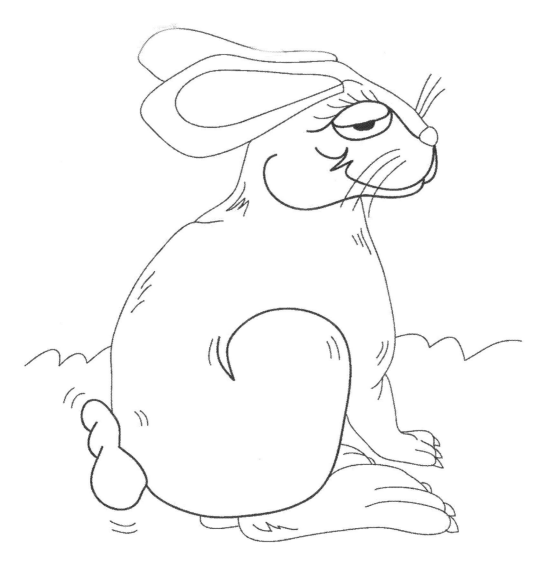

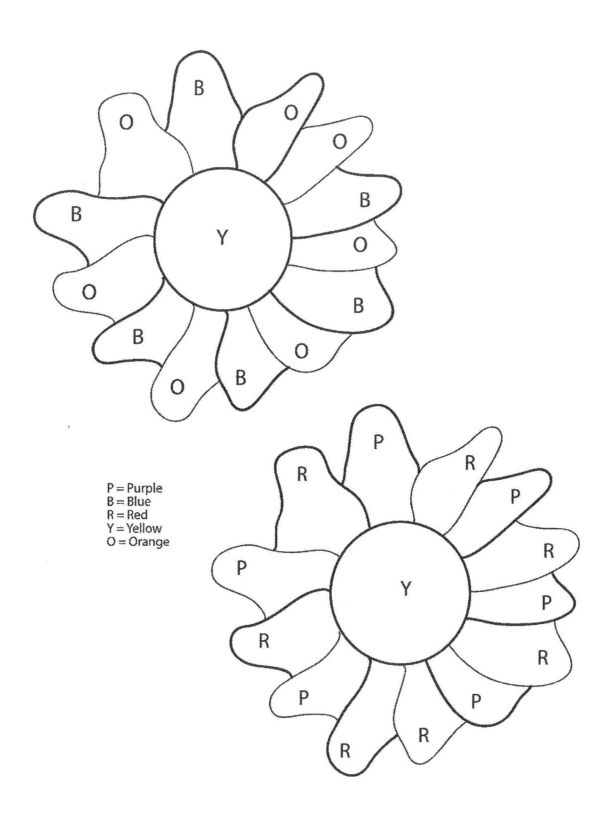

P = Purple
B = Blue
R = Red
Y = Yellow
O = Orange

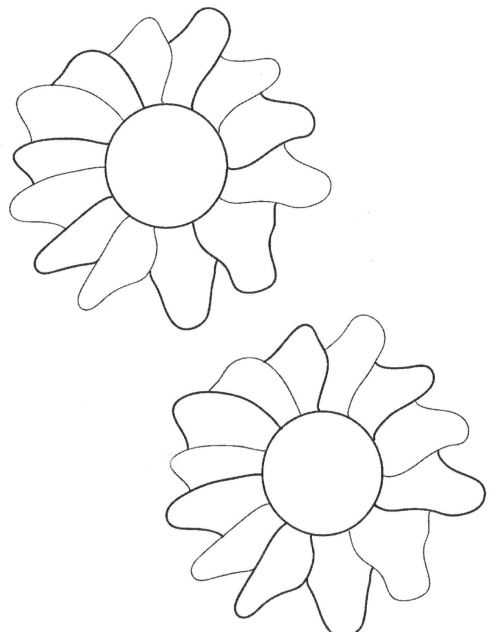

How many petals are on this flower?

A.12

B.13

C.14

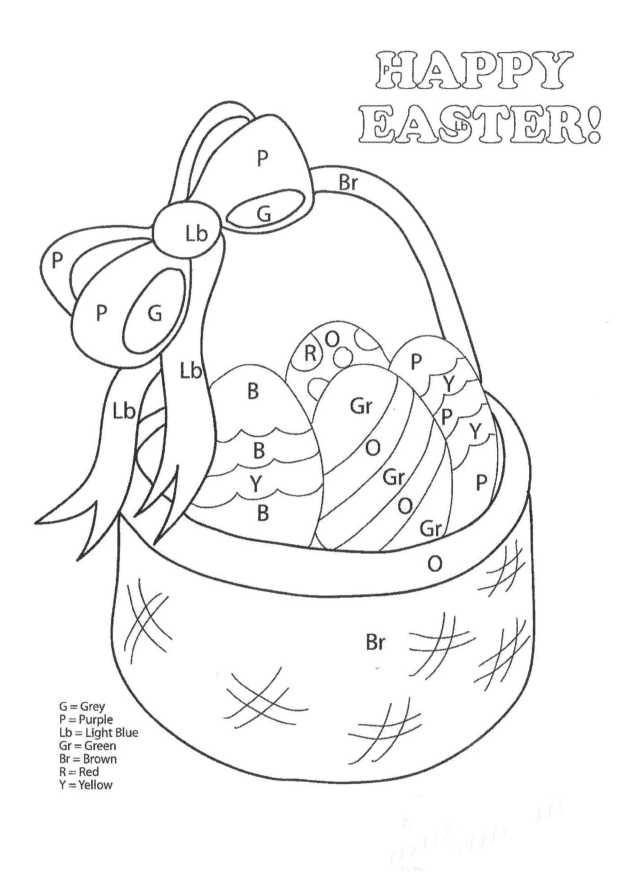

HAPPY EASTER!

G = Grey
P = Purple
Lb = Light Blue
Gr = Green
Br = Brown
R = Red
Y = Yellow

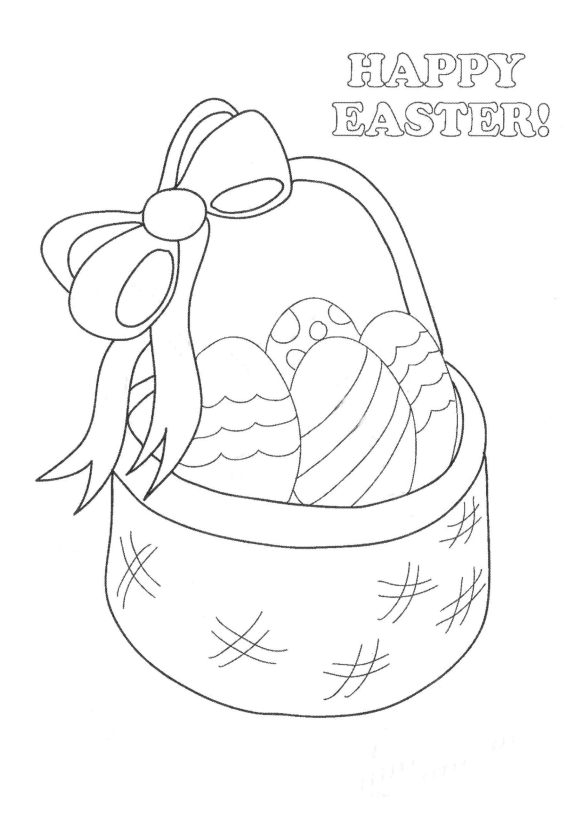

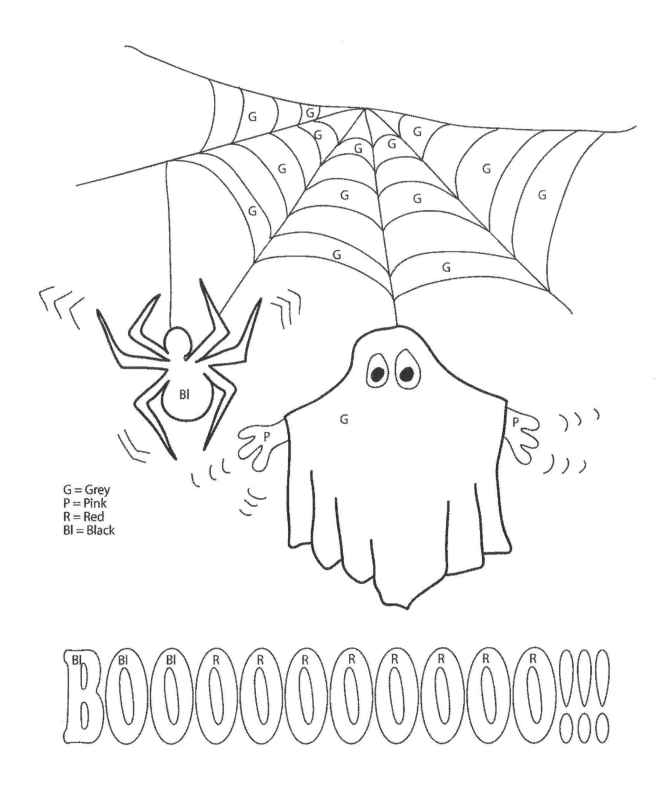

G = Grey
P = Pink
R = Red
Bl = Black

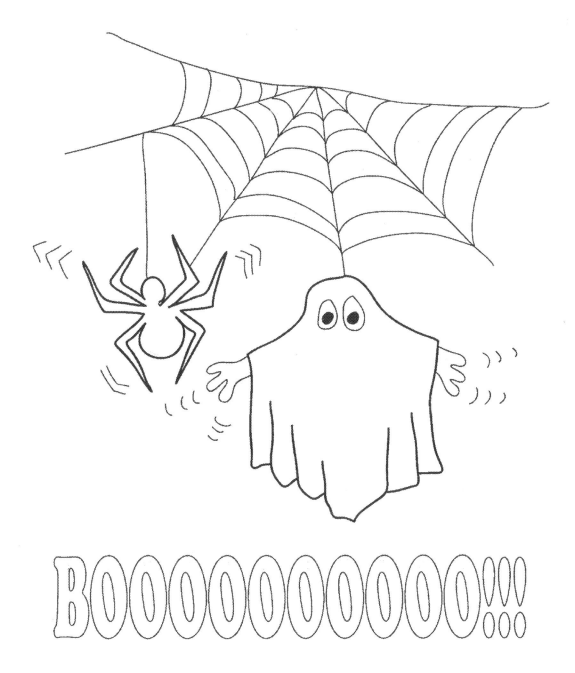

What did the spider do, when the ghost said Boo?

A. Climb the web

B. Cry

C. Run

CROSSWORD

```
T  H  U  R  S  D  A  Y  V  O
S  U  N  D  A  Y  C  T  M  Y
H  W  E  D  N  E  S  D  A  Y
Z  M  O  N  D  A  Y  C  Y  R
J  N  M  A  J  J  E  C  X  M
G  Y  T  U  E  S  D  A  Y  R
X  I  R  B  F  R  I  D  A  Y
J  I  J  J  H  R  A  N  W  U
U  H  O  J  M  M  V  Q  Q  P
H  Y  S  A  T  U  R  D  A  Y
```

DAYS OF THE WEEK.

1 – SUNDAY   2 – MONDAY

3 – TUESDAY   4 – WEDNESDAY

5 – THURSDAY   6 – FRIDAY

7 – SATURDAY

```
L O C T O B E R E J
W F E B U A R Y S J
M A P R I L D A E U
A A U G U S T N P L
R E R J P G Z G T Y
C L D E C E M B E R
H M W Z G E Y D M M
L J A N U A R Y B A
N O V E M B E R E Y
J U N E F H S F R C
```

MONTHS OF THE YEAR

1-JANUARY   2-FEBRUARY

3-MARCH   4-APRIL

5-MAY   6-JUNE

7-JULY   8-AUGUST

9-SEPTEMBER   10-OCTOBER

11-NOVEMBER   12-DECEMBER

```
Y  Q  A  F  T  H  R  E  E  E  E
W  U  I  M  K  S  M  E  R  S
T  M  L  P  J  E  T  I  C  O
W  H  S  W  N  V  T  G  W  N
O  Z  I  U  I  E  T  H  H  E
R  P  X  N  N  N  A  T  M  U
K  R  A  D  E  E  B  Y  R  M
F  F  I  V  E  E  W  K  T  I
O  Z  D  T  J  N  E  J  E  B
R  F  O  U  R  Z  P  Q  N  F
```

NUMBERS

1 – ONE   2 – TWO
3 – THREE   4 – FOUR
5 – FIVE   6 – SIX
7 – SEVEN   8 – EIGHT
9 – NINE   10 – TEN

```
H  B  Q  O  I  D  Z  L  I  E
Q  R  D  R  H  Y  D  F  Y  S
C  O  G  A  K  F  T  Y  N  W
Z  W  O  N  Y  J  B  E  J  H
C  N  L  G  G  L  L  L  I  I
D  K  D  E  E  J  A  L  E  T
Z  O  K  H  I  K  C  O  L  E
T  G  R  E  E  N  K  W  Z  U
P  I  N  K  P  G  J  S  L  U
V  Z  J  L  L  U  Y  C  I  C
```

COLORS

1 – ORANGE	2 – GREEN
3 – YELLOW	4 – GOLD
5 – WHITE	6 - BROWN
7 – PINK	8 - BLACK

```
D E L U T D J R E G
R N J S N S X H O I
E M O O N B V P H W
A H H D M X U N S N
M J E U S R L F U W
O N G X B N S P N A
Z S T A R P K G A T
J O O V S T Y J L E
N I G H T O G J G R
N O O N O G I T A P
```

THINGS THAT YOU SEE IN LIFE

1 – SUN   2 – MOON
3 – SKY   4 – STAR
5 – WATER   6 – NIGHT
7 – NOON   8 – DREAM

```
A O G V W U U N P E
B B L K B G X K L L
W K C F A R T I A J
Y Q P O S O I C Y H
F U N O K W J K F Y
Q L R T E Q X P U Z
I X P B T Q M V L Y
R P L A Y B A L L D
D E R L N D V M O N
A Z H L G P S X H J
```

ACTIVITIES

1 – PLAY   2 – GROW
3 – FUN   4 – BALL
5 – BASKET   6 – FOOTBALL
7 – PLAYFUL   8 – KICK

```
F Z F O O D U E G M
Y P I E S Q C X T Y
J H W L U N G O U F
T R O G G U A Z M H
S L V I A D P D Y G
G S E N R L P Q Y I
X L N G I C L S R N
T Z T E A A E S L G
K O F R D K N X T E
G H N V A E O F E R
```

BAKING

1 – PIE   2 – APPLE
3 – GINGER   4 – SUGAR
5 – CAKES   6 – FOOD
7 – CAKES   8 – OVEN

```
P  L  O  F  F  I  C  E  O  K
R  A  G  R  B  O  O  K  O  Y
I  M  C  D  S  N  S  N  B  L
N  P  O  E  R  B  B  X  I  X
T  B  M  S  X  X  D  F  O  W
E  Y  P  K  H  L  H  N  J  W
R  R  U  L  F  C  S  P  A  Y
M  S  T  L  O  P  L  E  S  K
L  D  E  K  H  E  D  A  L  S
V  I  R  K  M  N  G  I  Y  N
```

OFFICE SUPPLIES

1 – OFFICE   2 – COMPUTER
3 – DESK   4 – PEN
5 – LAMP   6 – BOOK
7 – PRINTER

```
M C G K Z D R E A M
T S C T H W G L P S
B M B N L V L N L C
U A L C B T O V A Y
V R F T F U V V Y C
G T F A U P E E J V
R S F L N U O I Z D
O E M E T L U P T S
W K P N S H A P P Y
U E J T E N X J M B
```

POSITIVITY

1 – SMART   2 – TALENT   3 – DREAM
4 – FUN   5 – HAPPY   6 – PLAY
7 – GROW   8 – LOVE

```
L Z H E A D U F O J
E H M Q H A I R I N
G E F R Z B T X T A
M A T M R W O F T I
T R L J T V G P E L
H T X Q T U A O X B
A A E H N R X Y H K
N K U J O F O O T H
D B O P S I E C P U
S L Q T E A F L H U
```

THINGS THAT ARE PART OF YOUR BODY

1 – HAIR   2 – NAIL   3 – NOSE
4 – LEG   5 – HANDS   6 – FOOT
7 – FOOT   8 – HEAD   9 –HEART

```
A  S  B  G  S  Z  W  L  V  F
I  P  E  L  F  C  D  R  P  O
Q  O  I  A  P  K  J  P  L  O
F  O  Q  S  C  U  P  A  A  D
O  N  S  S  M  H  P  N  T  A
R  U  W  R  R  J  N  B  Y  R
K  V  F  I  A  X  W  U  F  L
C  G  A  U  H  D  N  O  B  U
N  L  E  I  B  O  W  L  T  D
H  F  D  M  D  N  E  G  F  L
```

THINGS WE WILL FIND IN A KITCHEN

1 – SPOON   2 – GLASS

3 – CUP   4 – PLATE

5 – FOOD   6 – FORK

7 – BOWL

```
A M A K E O V E R Y
E Z N G Y C W V A J
P N I G S L O O K P
X O A D B E A U T Y
S V S M K J S O S X
O F K B J X J T U P
A E I N D Q W J O Y
P G N G E L P G L X
K J R W C A R E M R
O H A I R T Z E C A
```

BEAUTY

1 – MAKEOVER   2 – HAIR
3 – BEAUTY   4 – SKIN
5– LOOK   6 – SOAP
7 – JOY

```
J  Z  I  H  B  F  S  M  L  B
X  N  S  A  S  U  G  A  R  N
N  I  F  P  F  F  G  U  R  B
P  O  O  P  E  K  O  F  M  Z
X  L  M  Y  B  C  J  G  U  C
H  O  L  M  Y  T  F  G  Z  N
U  V  W  O  L  S  U  M  Z  E
G  E  Y  E  S  W  E  E  T  W
E  G  G  H  E  A  R  T  Y  L
M  A  D  A  Y  H  H  V  P  Z
```

THINGS THAT WILL MAKE YOU HAPPY

1 – SWEET   2 – HAPPY   3 – LOVE
4 – SUGAR   5 – HEART   6 – HUGE
7 – NEW   8 – DAY

```
N  R  K  N  H  T  D  B  E  A
U  S  W  C  D  A  Y  N  N  G
S  Z  H  X  F  U  N  L  Z  E
N  F  K  T  H  A  N  O  E  J
A  V  Q  D  S  I  H  V  N  Y
C  K  D  S  I  Q  O  E  L  D
K  A  O  G  U  Q  T  S  B  R
S  N  G  W  D  W  E  X  B  D
C  P  E  T  S  B  C  A  T  S
E  Y  M  X  C  O  W  O  X  N
```

PETS

1 – CAT   2 – DOG   3 – COW
4 – DAY   5 – FUN   6 – LOVE

ANSWER KEY

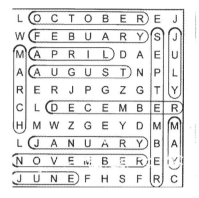

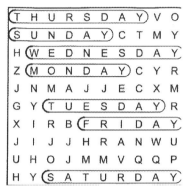

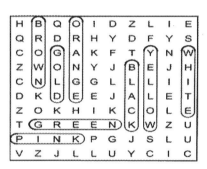

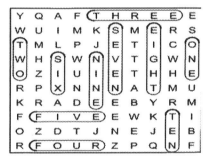

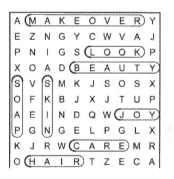

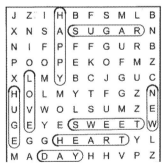

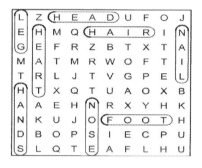

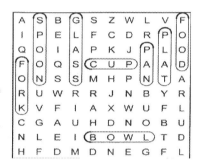

```
N R K N H T D B E A
U S W C D A Y N N G
S Z H X F U N L Z E
N F K T H A N O E J
A V Q D S I H V N Y
C K D S I Q O E L D
K A O G U Q T S B R
S N G W D W E X B D
C P E T S B C A T S
E Y M X C O W O X N
```

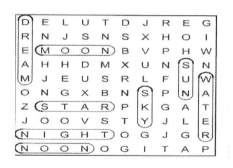

```
L Z H E A D U F O J
E H M Q H A I R I N
G E F R Z B T X T A
M A T M R W O F T I
T R L J T V G P E L
H T X Q T U A O X B
A A E H N R X Y H K
N K U J O F O O T H
D B O P S I E C P U
S L Q T E A F L H U
```

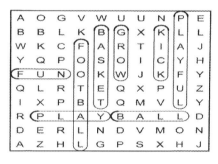

```
A S B G S Z W L V F
I P E L F C D R P O
Q O I A P K J P L O
F O Q S C U P A N D
O N S M H P A N F A
R U W R R J N B Y R
K V F I A X W U F L
C G A U H D N O B U
N L E I B O W L T D
H F D M D N E G F L
```

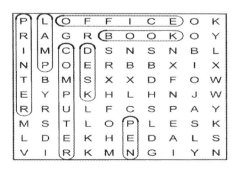

```
D E L U T D J R E G
R N J S N S X H O I
E M O O N B V P H W
A H H D M X U N S N
M J E U S R L F U W
O N G X B N S P N A
Z S T A R P K G A T
J O O V S Y T J L E
N I G H T O G J G R
N O O N O G I T A P
```

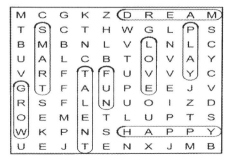

```
A O G V W U U N P E
B B L K B G X K L L
W K C F A R I I A J
Y Q P O S K C K Y H
F U N O K E W J F Y
Q L R T E Q X P U Z
I X P B T Q M V L Y
R P L A Y B A L L D
D E R L N D V M O N
A Z H L G P S X H J
```

```
P L O F F I C E O K
R A G R B O O K O Y
I M C D S N S N B L
N P O E R B B X I X
T B M S X X D F O W
E Y P K H L H N J W
R R U L F C S P A Y
M S T L O P L E S K
L D E K H E D A L S
V I R K M N G I Y N
```

```
M C G K Z D R E A M
T S C T H W G L P S
B M B N L V L N A C
U A L C B T O L A Y
V R F T F U V E E J
G T S A U P U O I Z
R E M L N T L U P T S
O K P E N S H A P P Y
U E J T E N X J M B
```

79